Nature of Nursing

現代の忘れもの

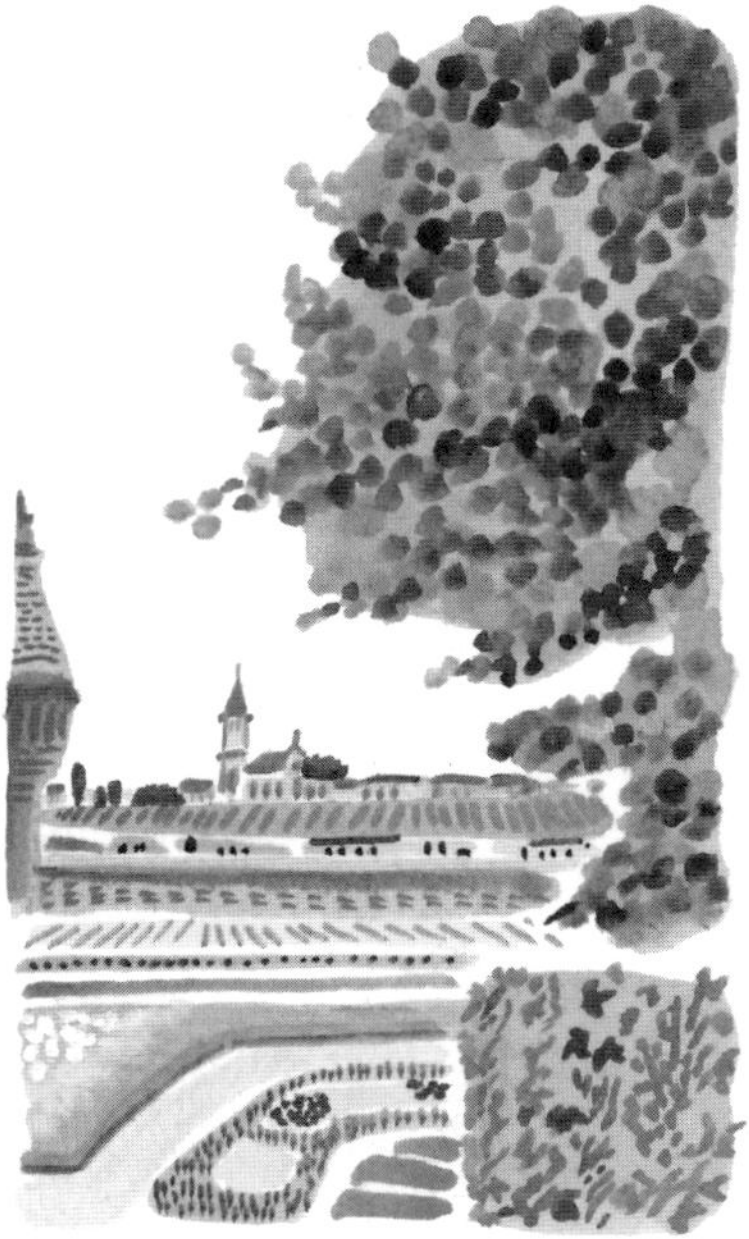

渡辺和子
Watanabe Kazuko

日本看護協会出版会

本書は、一九八七年度の小社全国看護セミナーでの講演をもとに、一九八九年に刊行した『現代の忘れもの』に加筆修正を行い、新装版として刊行したものです。

刊行にあたって

「シスター、ちょっといいですか」

呼びとめる学生たちの話を聞いていて、私は、人生相談の相手はできないけれど、とにかく誰かに話を聞いてもらいたい学生たちの悩み事に耳を傾けることはできると、思うことがあります。

今も講義をしている学生たちから、学ぶことも多くあります。しかしながら、出欠席票の裏に、任意で書いて提出する学生たちの感想文を読むときなどに、今の若い人たちが、必ずしも得意としないのは、我慢すること、努力すること、不自由に耐えることではないかと感じることがあります。世の中があまりにも便利になり、スピード化、電化しているためでしょうか。

ガブリエル・マルセルというフランスの哲学者が来日した折に、「人は皆、人格だと言うけれども、真に人格と言える人は、自分の頭で考え、自分の意志で選択し、決断したことについては、あくまで自分で責任を取る人でなくてはならない」と、言っています。

この本は、二十数年前に、私が国内各地で講演したものを、日本看護協会出版会が『現代の忘れもの』と題して出版なさったものの、再編集です。時代は変わりました。しかし、人間として「忘れてはならないもの」が、この本の中に一つでも見出せたら、と願っています。

二〇一五年五月

渡辺和子

目次

第2章◈幸せの条件

第3章◈愛するということは

第4章◈美しい斧であるために

第1章◈忙しさとひきかえに

心を込めて用をしたときには、どんなに瑣末に思える仕事も、
決してつまらない仕事ではなくなります。

木を切るに忙しく斧を見ず

あるとき、本を読んでおりましたら、一人の忙しい生活をしていらっしゃる方が、こんなことを書いていらっしゃいました。

「自分は木を切るのに忙しくて、斧を見る暇がなかった」

私は自分のことを言われたように思ったものです。

みなさま方も、毎日毎日、木を切る仕事にお忙しくて、木を切っている斧、すなわち自分自身を見つめる暇を、失っていらっしゃるのかもしれない。「いつか見ましょう」と思って生きているうちに、気がついてみると、斧の刃がボロボロに欠け、木を切ることができなくなっている。それではすでに、とき遅し、なのです。

私たちはいつも美しい輝いている斧でありたい。木を切ったあかしが美しさとして残っている斧でありたいと思うのです。

四秒を待つ

私は、修道者という生活を自分の一生の生き方として選びました。結婚生活を選ぶこともできたのですけれども、思うところがあって、一生家庭を営まないことにしたのです。

すべてを教育に捧げて生きたい。

朝から晩まで学生のために自分の時間を使って生きたい。

そのためには家庭に縛られたくない。

そういう気持ちから修道生活を選びました。修道院と呼ばれるところに住んでいますが、大学構内にある一つの建物の四階を修道院にいただいて、そこに八人が共同生活を営んでいるわけです。

四階に住んでいますので、エレベーターを使います。一階で乗って四階まで、または四階で乗って一階に下りて自分の仕事場にまいります。エレベーターというものは、乗り込んで目的の階のボタンを押しますと、いつかは自然に閉まるものです。ところが、私たちは知らず知らずのうちに、自分の目的の階数を押しましたら、すぐ隣の指で「閉」と書いたボタンを押しています。もっと気の早い方は、乗り込むやいなや「閉」というボタンを押して、それから自分の行きたい階数を押しています。

私も自分自身がそうしているのに気がつきまして、持ち前の好奇心から、あるとき、秒針のついたデジタルの時計を持ち込んで測ってみました。乗り込んでから階数のボタンを押して秒針をじっと見ていますと、私どもの建物のエレベーターは閉まるまでに四秒かかりました。病院のエレベーターなどは、もっとゆっくりかもしれません。

いずれにしても、私はどうしてこの四秒が待てないのだろうと考えさせられました。どれほど忙しくても、四秒が待てないほどの仕事はめったにありません。そして、少しウロウロしておりますと、四秒なんてすぐ経ってしまうわけです。

その日から一つの小さな決心をいたしまして、もちろん、ほかの方とご一緒の場合とか、ホテルのエレベーターとか、よその建物の場合は別ですが、私どもの大学の構内の、そのエレベーターに乗るときだけは閉まるまで待とうと思いました。

これが案外難しいのです。乗り込んだら、すぐ閉めたくなる。その閉めたいと思う自分に言い聞かせて、決心を守らせる。

私はその四秒間というものを、イライラする気持ちを抑えて、斧である自分を見つめる時間にしようと思いました。四秒も待てない私でいたらば、自分が学長室にいても、話をしにくる人の話をゆっくり聞いてあげることができなくなってしまう、と。

「四秒」が問題ではないのです。「四秒が待てない自分」が問題だと思いました。ですから、四秒が待てない自分と闘って、待てる自分に変えていくこと。それが、結局は、交通渋滞の中でイライラしないですむ自分と無関係ではないし、はかどらない仕事にイライラしたりセカセカしないですむ自分と無関係ではない、ということに気づきました。

エレベーターのドアが閉まる四秒を節約する。そのためにかえって忙しい自分になっていないだろうか。いつもセカセカし、いつもイライラし、いつもソワソワしている自分になっているとしたら、節約したはずの、浮かしたはずのその数秒は、自分の生活を豊かにしているどころか、むしろ貧しくしているのでないだろうか、ということに気づくようになりました。

斧を見つめる時間というのは、何も三十分、一時間と、長くなくてよいと思うのです。一日のうちに本当に数秒でよいから、自分を取り戻す時間、見つめる時間、自分と闘う時間が必要なのではないだろうか、ということを考えています。

『モモ』

時間というものについて、昔からいろいろな本が書かれていますけれども、難しい哲学的な時間論とか、科学的な時間論などよりも、少年少女に向けて書かれたすばらしい一冊の本があります。それは、ドイツの児童文学者のミヒャエル・エンデという人が書いた『モモ』という、こんなお話です。（以下は、ミヒャエル・エンデ作『モモ』のあらすじと作品中の会話文を、筆者が要約したものです。）

ある町のはずれに、もう、人がだれも住んでいない古びた建物（円形劇場あと）がありました。そこに、どこからともなく一人の少女が来て住みつきます。名をモモといいました。そのモモが来てからというもの、町の人たちはモモのところに行って、家庭内のいざこざとか、町の中の出来事とかを話すようになり、聞き上手のモモは飽きもせずに話を聞いてやります。子どもたちはモモのところに行って遊んでもらい、その町は平和で落ち着きのある町になっていました。

ところが、ある日のこと、頭の先から足の先まで灰色ずくめの男たちがやって来て、町の人たちに向かって、

「あなたたちはたいへん時間をむだにしている。たとえばモモのところに行って、くだらない話をしているじゃないか。たとえばお客さんと世間話をして、ゆっくりとお客さんの髪を刈ったり、靴をみがいたりしているじゃないか。た

とえば好きな人と時間を忘れて話し合っているじゃないか。そんな時間はむだな時間で、時間というものはできるだけ切り詰めて、節約して、余った時間を時間貯蓄銀行に預けるものなのだ。そうすると、あなたたちは金持ちならぬ時間持ちになることができるんだよ」

と言って、町の人たちに新しい生き方を教えました。それまで、そんなことを考えてもいなかった町の人たちはびっくりします。でも考えてみると、「なるほどそうだ、オレたちは時間を随分むだにしていた」と思うようになりました。

そこで、その日から、町の人たちの生活は一変します。世間話をしながら半時間かけてお客さんの髪を刈っていた床屋さんは、押し黙って仕事をして二十分で仕上げ、残った十分を時間貯蓄銀行に預けます。お医者さんもお店の人も全部仕事をするだけの人間になってしまいました。

ちょっとでも自分たちの仕事の邪魔をする人たちをにらみつけて、怒りはじめ、町の人たちの中にはケンカが絶えなくなってしまいます。いままで子どもたちの話を聞いてやっていた親たちは、子どもたちの話をうるさがり、子どもたちにお金を与え、または高価なおもちゃを買い与えて、「遊んでおいで」というようになります。

子どもたちは、遊ぶことを習わないと遊べなくなってしまうのです。忙しそうに歩いている子どもたちに向かって、モモが、「これからどこに行くの？」と尋ねます。すると、子どもたちは口々に、

「僕たちは遊戯の授業に行くんだよ。遊ぶことを習いに行くんだよ。きょうはパンチカードごっこを習うんだよ」。

モモが「そんなのが面白いの？」と聞くと、子どもたちは、

「面白いということが問題じゃないんだ」。

モモが「じゃ、何が問題なの？」と子どもたちに聞くと、子どもたちは大真面目になって、

「将来役に立つということが問題なのさ」

と、答えるのです。

まるで受験勉強する子どもたちみたいですけれども、とにかく町はそんなふ

うに変わってしまいます。

そこで、モモは灰色の男（時間泥棒）たちと闘って、その時間を町の人たちに取り戻してやる。

そんなお話です。

実は、町の人たちは自分たちが時間を貯めているとばかり思っていたのですけれども、その貯めてあった時間は何だったかといいますと、時間泥棒たちのエサだったのです。時間泥棒たちは、いつも長い葉巻をくゆらしていますが、そのくゆらせるもとは、町の人たちが節約した時間だったのです。くゆらせるもとの時間がなくなると、時間泥棒たちは死んでしまうものだから、一生懸命、人間たちに「時間を貯めなさい、貯めなさい」と吹き込んで、その時間を自分たちが吸って生きていたわけです。

私たちがイライラ、セカセカしながら節約した四秒、数分、数時間。それは必ずしも私たちの身についた時間ではなくて、私たちが身を削り、細らせて貯めている時間。その貯めた時間で肥えているものは何なのでしょうか。子どもの童話ですけれども、読んでみると、実は、私たち大人のために書かれているのだということに気づきます。

それでは、身につく時間というのはどういう時間でしょうか。

みなさま方も忙しくしていらっしゃって、仕事とそれに費やす時間の見返りにお金をいただいていらっしゃると思います。もちろん、生きがいを感じている時間もあるだろうと思うのです。しかしながら、私たちの二十四時間の中には、まことにつまらない、単調な、繰り返しとしかいえない時間もあると思われることはありませんか。

修道者の暮らし

私は、二十九歳になるまで世間におりました。ほかの修道者よりもずっと長く世間での生活をしてから修道院に入りました。生まれた家は浄土真宗ですが、十八歳のときに、思うところがあってキリスト教の洗礼を授けていただきました。

大学を卒業してから、ある外国人のオフィスで七年間ほど働きまして、修道院に入るギリギリの年齢制限である三十歳直前の、二十九歳と七カ月のときに修道院に入りました。

それまでしていた仕事は、ある意味で非常に面白い、木を切ることが楽しくてしょうがないような仕事で、その当時はまだ珍しい、男の方の上に立って仕事をすることができたし、自分の仕事の成果が次々とあらわれてくるような、そんな仕事をさせていただいておりました。

私が修道院に入ると聞いて、たくさんの方々が私に、

「およしなさい、修道院というところはたいへんつらいところだから。いままでのあなたのように、わがままで自分勝手な生活はできない。朝は早く起き、肉体労働のようなことや単調な仕事が多いところだから、いまの仕事を続けたらどうですか」

と、アドバイスをしてくださいました。

それにもかかわらず、もっと自由に自分を生かしたいという気持ちもあって、家族の反対を押し切って修道院に入ることを決めたわけなのです。

入ってみますと、本当につらい生活が待っておりました。まず朝五時に起きる。朝とは言えない、まだ夜ではないだろうかと思うような時間に起きまして、それから火の気のない寒いチャペルで祈りをして、ミサにあずかり、その後は単調な肉体労働、そういう毎日が続きました。

アメリカへ

そのうちにアメリカに一人派遣されまして、そこで五年ほど生活をいたしました。

そこには百数十人の、私と同じような修練をしているシスターたちがおりました。それだけの人数がおりますと、食事後、百数十個のお皿とコップと百数十本のフォークとナイフとスプーンが汚れるわけです。それを洗って拭いて、また次の食事のために並べないといけません。私のような入りたての者たちは、そういう単純作業を言いつけられまして、毎日のようにしておりました。

アメリカの東海岸ボストンにおりましたけれども、そこの夏は相当暑くて、しかもそのころの修道服というのは、いまのよりももっと複雑なもので、汗をたらたら流しながら、八月の昼下がり、夕食のためのお皿並べをしておりました。

できるだけ早く、その仕事をし終えて、自分の部屋に戻ってシャワーを浴び、もしかしたら日本からきている手紙を読んだり、日本に残してきた母親に手紙を書いたりしたいなあと思いながら、お皿を一枚一枚並べていたわけです。ちょうど細長いテーブルに三十人ずつぐらい片側に座ってお食事をするようになっていました。

お皿の教え

ある日、お皿並べをしておりましたときに、後ろから肩をたたかれまして、目上の修道女の方が、

「シスター、あなたは何を考えながら、お皿を置いていますか」

と、英語でお尋ねになりました。

　実際にはあれこれ考えながらお皿を並べていたのですけれども、それだけのことを英語で言うのが面倒くさかったということもありましたし、あまりほめられるような考えでもなかったので、

「別に何も考えておりません」

と、ウソでもないけれども、本当でもないことを答えたわけです。

　そうしましたら、その方が厳しい顔をなさって、こうおっしゃったのです。

「あなたに二つの注意を与えます。一つは、同じお皿を置くのだったらば、もう少し静かにおきなさい」

　これはたいへん痛いところをつかれまして、恐れいったしだいです。ガチャンガチャンと置いていたと思うのです。それを、

「お皿を置くということに変わりはなくとも、同じ置くのだったら、もう少し静かに置きなさい」

さらに、思わずドキリとするような、決定的なお言葉がついておりました。

「赤ちゃんのイエスさまが、あなたのそばですやすやと眠っていらっしゃると思って置きなさい。イエスさまを起こさないように置きなさい」

たしかによいことを教えていただいたと思います。

仕事というものは、音を立ててでも、とにかく早く正確に能率的にすることが何よりも尊いこと、至上価値であるという、世間で身につけていた仕事に対する姿勢をずっと正しいことだと思い込んできた私にとって、「まず静かに置きなさい」というお言葉。それは、荒々しくお皿を置くことによって、お皿が割れるということが問題ではなくて、人間が荒れる可能性があるということであったのだと思います。

私たち人間が荒れるか荒れないか。私たちの人間性というものがしっとりとしたものを持っているか、それともいつも異常乾燥注意報が出ているような人間でしかないかという境目は、それほど大きな差によるものではないと思うのです。

毎日の小さなことをどれだけ心静かに優しくできるか。そのことにかかっているということを、一つ教えていただいたと思っています。

もう一つ、その方が私におっしゃったのは、

「やがて夕食に、どなたがそこに座るかわからないけれども、お座りになる方のために〝お幸せに〟と祈りながら置きなさい」

と。これは、私にとっては仕事に対する新しい考え方だったと思います。

言葉を換えていえば、「愛を込めて仕事をしたらどうですか」ということです。「同じ仕事をするのだったらば、機械的にロボットがしても同じというような仕事をするものではありませんよ」ということを教えていただいたと思います。

たしかにお皿を置くだけのことは、ロボットがいまどきでしたら結構できると思うのです。人間よりも正確に、人間よりも速くできるかもしれません。しかしながら、ロボットにできない仕事のやり方というものは、そこに愛が込められているということなのです。

身につく時間

その二つを教えていただいてから、私自身の仕事に対する考え方が、少しずつですけれども変わってまいりました。

つまり、身につく時間というものは、早くすませるだけに使ってしまう時間ではなくて、その時間の中に、自分しかつけることのできない足跡をつけて歩いていくことなのだ、と。

そしてそれは、ロボットとか機械ができない、またはほかの人ができない私の愛を込めていくことなのだということを、少しずつ学んでいたと思います。だから、この世の中には雑用というものがなくなるわけなのです。私たちが用を雑にしたときに雑用が生まれます。心を込めて用をしたときには、どんなに平凡に思える仕事も、決してつまらない仕事ではなくなる。その反対に、どれほど外目に立派に見える仕事も、おろそかにしたら、仕事はいずれ終わるかもしれませんけれども、立派な仕事にはならないということです。

たとえば、患者さんの一人ひとりのところに体温計を配って歩く。これはだれでもできることです。ロボットでもできることかもしれません。しかしながら、ロボットには愛を込めて体温計を置くことはできないと思います。そして、それを雑用だと考えている方は、その方がその仕事を雑用にしているのであって、そのお仕事自体は決して雑用ではありません。

私は二千名ほどの学生たちをおあずかりしておりますが、大学で習ったことが、卒業して必ずしもそのまま生かされる仕事についている人たちだけではありません。なかには、ただコピーをとってくるような仕事、書類をもって走り回る仕事など、単調な作業ばかりさせられることもあるでしょう。その学生たちに私が卒業の前に言うのは、

「その仕事に、あなたしか与えられない愛を注いでするときに、コピー取りは単にコピーを取るだけのこととは違ってくるのではありませんか」

ということです。

そして、そういうことが結局、自分の時間を豊かにするか、つまらないものにするか、その人の一日を充実した一日にするか、ただ時間が過ぎただけにす

ぎない一日にするかの違いになるのだろうと思います。

第2章◈幸せの条件

本当に豊かに生きるということは、自分の周りにすでにある、
あたりまえのものを宝と見ることができるかどうかです。

幸せの条件

人間の幸せというものは、外から見ていくつかの条件がそろっているということではないと思うのです。

たしかに、ある程度のお金があり、快適な家に住み、車もある、家庭もある、家の中には立派な調度品もある、衣裳だんすを開ければ立派なコートも洋服もある、宝石箱を開けてみるとさまざまなネックレスや装身具がそろっている。そういうことは、一つの幸せの条件になるだろうと思います。そういうものをすべて持っている人であっても、「だからその方は幸せなのだ」とは言い切れないわけです。モノに恵まれていても、非常に不幸せな方である可能性もあります。

それはなぜかと言いますと、家庭が面白くないから、夫とうまくいっていないから、または子どもが暴力をふるうから、登校拒否をしているから、または家庭の中にいざこざが絶えないから……。そのようにお金では解決できないことがあります。

お金がなくてもいい、家もいらない、車もいらない、宝石も着物もなくていいから、もっと和やかな家庭で、もっと静かな家庭環境の中で、そして自由に伸び伸びと生きてみたい、と思っている人があるかもしれません。心がしおれてしまうような環境の中にいたくない。そう思っている方があるかもしれません。だから、幸せというものは、物的な条件がそろっていること、はた目から見て幸せに違いない、ということではない。そう言えるのではありませんか。

愛するもの

人間の幸せのいちばん根本的なことは、愛するものを持っているかということだろうと思うのです。

つまり、〝よいもの〟に囲まれているかどうかということです。よいお友だちに囲まれているときは幸せです。愛する夫や妻、子ども、親に囲まれて、団らんを過ごしているときは幸せです。よい上司に恵まれ、よい部下に恵まれている人は幸せです。いまのお仕事が、「本当に自分にとってよい仕事だ、ありがたい仕事だ」と思っていらっしゃる方は、お幸せだと思います。
「自分の夫は私にとってもったいないほどの夫です」
「自分の子どもは勉強はあまりできないけれども、私にとっては宝です」
「いまの職場は、それはいろんなことはあるけれども、ありがたいと思います」

そうおっしゃれるなら、それはお幸せな方だと思うのです。

その反対に、「いまの仕事がいやでいやでしょうがない。でもお金のためにはしょうがない」と思っていらっしゃる方は、それほど幸せではない。上司も部下も同僚も、自分の気にいらない人に取り囲まれていらっしゃる方は幸せではない。夫や子どもとうまくいっていない。お姑さん、または親族づきあいがどうもうまくいかない。人間関係がうまくいかない。つまり、自分がよいと思えるものが周りにない。自分の宝と思える人たちが周りにいない。愛するものを持っていない。そんな方たちは不幸せだと思います。

つまり、ありがたいという気持ちを持ってお金が見られる人、ありがたいという気持ちで仕事をしている人、ありがたいという気持ちで家族と接している人、そういう方たちが、結局、ご自分で幸せをつくっている人たちだと言ってよいかと思います。

石を玉に

日本の歴史の中でいちばん古い歌集、『万葉集』の中に、一つの美しい恋の歌が入っております。巻十四に収められておりますが、一人のうら若い乙女が自分の愛する夫か恋人を遠いところに送り出した後、詠んだ歌だと言われております。信濃の国、いまの長野県に住んでいた人なのでしょうか。

信濃なる　千曲の川の　さざれ石も
君し踏みてば　玉と拾はむ

信濃の国を流れている千曲川。そのほとりを愛する夫（恋人）は歩いて、遠いところへ旅立って行った。その千曲川のほとりの石ころも、いとしいあなたの踏んだ石だと思うと、私にとってはただの石とは思われません。宝石だと思って拾って帰ります、という恋の歌です。ただの石をも宝石に変えてしまう。そんな力を愛は持っています。

宝石を集めること。それも一つの、幸せになる道かもしれません。大きなダイヤモンドや人がため息をつくようなミンクの毛皮、または珍しい外車を持っている。庭つきの立派な家に住んでいる。これらはみんな、お金の価値にすれば、すばらしいものかもしれません。そして、それを宝と呼ぶことはたしかにできます。でも、火事に遭うと焼けます。泥棒が入れば失われます。そして自分が病気になってしまったら、ミンクの毛皮が何になるのでしょう。

本当に豊かに生きるということは、自分の周りにすでにある、あたりまえのものを宝と見ることができるかどうかということではないかと思うのです。

あたりまえ

私どもの大学から毎年五百人ほどが卒業いたしますが、在学中は健康だった人が、卒業して間もなく、病気で入院をいたしました。見舞いにまいりましたときには、「自分をこんなからだに生んだ親が憎い」と言って、親を恨んだり、または就職をしている友だちをうらやんだり、「自分はもう結婚できないかもしれない」と言って悩んでおりました。

ところが、それから数年して届いた一通の手紙には、「ようやく外出許可がいただけて、久しぶりに地面を踏んだときには感激いたしました。いまの私には、あたりまえがすべて輝いて見えます」と書いてあったのです。

ベッドに寝たきりの時代もあったし、歩くにしても病院の中しか歩けなかった時期もあったのに、私はその卒業生が、そこまでよくなったこと、外出許可をいただいて地面を踏むことができたことが、とてもうれしゅうございましたけれども、それよりももっとうれしかったのは、「いまの私にはあたりまえが輝いて見える」という言葉でした。

それまでは他人にしてもらっていた洗濯が、自分の手でできる。私たちにとってあたりまえのこと、ときには煩わしいと思うそのことが、それまでできなかったその卒業生にとって、輝いて見えたのです。家に戻れるようになったら、料理もできるかもしれません。料理を自分がつくるということ、またはお掃除をするということが、ありがたいことに思える。その気持ちを一生忘れないで生きてほしいと、思っております。

私たちは、ありがたいという気持ちをとかく失いがちです。忘れてしまいがちです。それほど恵まれているのだと思います。忙しいということは、ある意味でありがたいことなのです。

ただ、その忙しさの陰で、忘れてはいけないありがたいものを、忘れてしまっている。自分が自分の手でできる、さまざまのありがたいことを、面倒くさがっている。足で階段を上がるというありがたいことを、面倒くさがってエスカレーターを探している。エレベーターがないと不平を言う。手で扉を開ける。それがしたくてもできない人がいるのに、自動ドアでないということに何かしら不満を感じている。そんな自分がどこかにあるように思います。

忘れることも不平不満も、人間にとってあたりまえのことなのですけれども、やはり私たちが、ときたまいただいているたくさんのありがたいこと、そのことに目をとめてみることが必要なのかもしれません。

吾れ一人

山本有三の『路傍の石』という小説に、吾一という少年が登場します。この少年は経済的事情で中学校に進学できるかわからず、そういった背景もあって、学校仲間の自慢話の言い合いのなかで、つい事実ではない強がった発言をしてしまいます。「おれは鉄橋にぶらさがったんだ」「汽車がゴーってきた時、鉄橋のまくら木にぶらさがっていた」ことがあるんだと話し、それを仲間の前で実行することになってしまいました。そして、鉄橋にぶらさがるのですが、運よく汽車が寸前で止まりまして、命びろいをします。受け持ちの教師が吾一に言います。

「自分の名まえはどういう意味を持っているのか、おまえは、わかっていないのじゃないのかい。……吾一というのはね、われはひとりなり、われはこの世にひとりしかいないという意味だ。……そのたったひとりしかいないものが、汽車のやってくる鉄橋にぶらさがるなんて、そんなむちゃなことをするってないじゃないか」

そして、その後で、

「たったひとりしかない自分を、たった一度しかない一生を、ほんとうに生かさなかったら、人間、生まれてきたかいがないじゃないか」

と言うのです。

私たち一人ひとりは、吾一という名でなくとも、吾《わ》れ一人です。この世の中に私たちと同じ人間は、私たちの後にも先にもおりません。だから生まれてきたのだと思います。私たちと同じ人間がかつて存在したとしたならば、私たちは生まれる必要がなかったと思うのです。私たちが死んだ後に、また同じ人間が生まれてくるとしたら、やはり生まれる必要がなかったと思います。

この世の中にたった一人しかいない、この私が、たった一度しか歩まない、その人生をくすんだものにし、輝かせなかったならば、つまらないではないか。幸せに生き生きと生きなかったならば、つまらないではないかということを、私たちに向かって、吾一の先生が語りかけているのです。それを自分に言い聞かせることが、とても大切だと思います。

自立

輝かすということは、ほかの人に輝かしてもらうのではないのです。

一九八六年に男女雇用機会均等法が施行されました。女性の地位は上がってきたし、自立ということが叫ばれております。けれども、本当の女性の自立または人間の自立というのは、経済的に自分が使えるお金を持つということではなくて、自分の幸せとか不幸せを、人まかせにしないで生きるということだと思います。

夫まかせにしない、子どもまかせにしない。または職場で、上司があの人でなければ私は幸せになれるのにとか、部下がもっとこうだったらばやりやすくてよい仕事ができるのにとか、あの患者さんさえいなければもっと仕事が楽なのにとか、そういう考え方もまた、人まかせにすることなのです。

「こんな女にだれがした」という言葉がかつて流行しました。けれども、それを他人に向かって言うのは、あまりにもプライドがなさすぎます。それは自立していない女が言うことです。こんな女にしたのは、自分以外のだれでもないからです。

ありがたい

ありがたい、つまり、「有る」ことが「難い」ということは、めったにないもの（こと）という意味で、だからこそ、もしあれば、それはありがたい。人体のさまざまな部分になることができる細胞とか、どんな危険な場所にも入っていける機械とかは、まさに有り難いものといえるかもしれません。

そうしてつい私たちは、ありがたいものとは、何か特別なもののように思うわけですけれども、気づいてみると、つまり自分のまなざしを変えてみると、ありがたいものが、自分の周囲にもたくさんあるのです。

たとえば、きょうという日は、すごくありがたい日だと思います。たとえ、その日が、カレンダーから抹殺してしまいたいほど、朝からいやなことのたくさんあった日だとしても、有り、難い、ことに変わりはないと思うのです。いま、そしてきょう、これは二度とこの世に存在しない、ありがたい一日です。

The youngest day of my life

しかも考えてみると、きょうは自分のいちばん若い日なのです。お母さまのおなかからお生まれになって、その日から数えると、きょうはみなさま方のいちばん歳をとった日です。そして、残念ですけれども、きょうより若くなることはないのです。

ということは、きょうはみなさま方にとって、私にとってもそうですけれども、いちばん若い日だともいえるのです。きょうより若い日はありません。あしたになれば、もう一日歳をとっています。だから、きょうという日を自分にとって、いちばん若い日として、ありがたく生きようと思います。ザ・ヤングスト・デイ・オブ・マイ・ライフなのですから。

生まれてから何十年も経ち、自分は何と歳をとってしまったのだろうとくよくよしている方は、お顔や態度にそれが出ています。「どっこいしょ」だの「やれやれ」だのと、身体を動かすときに、そういうかけ声をおかけになる。それに対して、きょうは自分のいちばん若い日だから、いちばん若く生きようと思って生きていらっしゃる方のお顔は、やはりそういうお顔になっていると思うのです。

同じ生きるのならば、「きょうも歳をとった、あしたもまた歳をとってしまう」と考えるのではなく、「きょうは私のいちばん若い日」と思って生きるようにしたほうが、幸せになる率が高いのではないでしょうか。

あたりまえのものを、ありがたいとおしいただいて生きること。さらに幸せを深めていくためには、マイナスの価値しか持たないもの、自分にとってありがたくないもの、苦しいことやいやなことも、ありがたいものと見ていくまなざしを持つことが大切だと思います。人生には、ときたま思いがけない穴がポッカリあくことがあります。そんなときに、穴があいたことを嘆いてばかりいないで、穴があくまで見えなかったものを、「穴のおかげで」見ることができることがあります。やはり、ありがたい経験なのです。

第3章 ◈ 愛するということは

愛を深めるということは、　あたりまえのものを愛すること、
そしてさらに、　いやなものまで愛してゆくことです。

愛せない人の存在価値

いやなものを愛するということは、なかなかたいへんなことです。愛するということは、好きであるということとは違うのです。あなたの身の回りにも、自分にとっていやな人がいるかもしれません。

学生たちの中にも、私にとって本当に好もしい学生と、あまり好もしくない学生がいます。しかしながら私は、自分の好き嫌いにかかわりなく一人ひとりの学生を愛していく義務があると思います。

愛するということは、どういうことかというと、一人ひとりを大切に、その一人ひとりが吾一であると意識して生きることだと思うのです。かけがえのない、この世の中にたった一人しかない一人だと見て生きるということです。好き嫌いを超えて、この人は、この世の中にたった一人しかいない人だから、そのかけがえのない価値を大切にしてあげよう、と思うことです。たとえその人が自分にとって、どれほどいやな人であろうとも、煩わしい人であろうとも、そできることならばつきあいたくない人であろうとも、私とその人との関係はどうであっても、その人個人の存在価値というものは、やはり尊いものとして存在していると思うのです。

その人がいないほうが楽かもしれない、ときには、あの人が死んでくれたらどんなによいだろうと思うことが、正直に言えばきっとおありになると思うのです。けれども、その人にはその人なりに生きる権利があるし、幸せになる権利があるのです。その人から見ると、私もいやな存在であり、目障りな存在かもしれませんが、私に生きる権利があり、幸せになりたいと思っているように、その人も生きる権利を持ち、幸せになる権利を持っているということです。

そのように少し冷静に判断して、その人の幸せを願うということが、せめて不幸を願わないことが、愛するということのぎりぎりの線ではないかと思います。

「愛する」と「好き」

愛するということは決して接吻したり、抱きしめたり、手を握ったりすることだけではありません。もちろん、そういう部分もありますし、とくに若い方とか、または恋愛をしているときには、そういうことが大切かもしれません。けれども、私たちには、一生を通して、私たちが育てていかなければいけない愛、愛する能力というものがあって、それは相手の人を大切に思えるかどうか、または自分にとっていやだと思えることも、ありがたいと見ていくことができるかどうか、愛していけるかどうか、ということにかかっています。

三浦綾子さんがそのエッセイの中で、

「真の愛というものは、愛するにふさわしいものを愛するのではなく、だれからもかえりみられない価値なきものを愛することなのではないか」

と書いていらっしゃいます。

つまり、私たちの愛の試金石は、だれもが喜んでとびつくものを愛しているかということではなくて、だれもとびつかないような価値なきかに見えるものを、私たちが大切にしているかどうかということです。みんなから嫌われている人に、私は優しくできるかということです。みんなが好いている人を大切にしても、それは愛ではありません。それは人間の自然の感情です。それは単なる人間の好き嫌いでしかない。

ところが、みなから見捨てられている人とか、嫌われている人とか、その人とつきあっても何の価値もないかのような、何の得もない、むしろ煩わしい、損になる、そんな人に優しい言葉が、みなさま方のお仕事を通して、あるいは個人としてかけられるかどうか、いたわりの気持ちが抱けるかどうかということが、私たちの愛の試金石なのです。

そしてそれは、決してやさしいことではないのです。とくにプロとして、人のケアに携わるようなお仕事であれば、嫌いだからいい加減にする、好きだからよくするということは許されないと思うのです。そして、真のプロであるかどうかは、人がいやがる仕事を喜んでするか、人があまり近づかないような嫌われている人にも同じようにできるかで測られると思います。

愛を深めるということは、あたりまえのものを愛すること、そしてさらに、いやなものまで愛してゆくところにあります。その愛というのは、わざとらしく手を握ったり、抱きしめたりすることではなく、その人のかけがえのない人間としての権利を認めて、その人を大切にするかどうか、ということと理解してよいのではないかと思うのです。

真珠貝と異物

私どもの大学の正面玄関に、プロテスタントの牧師、河野進さんが書いてくださった、一つの小さな詩がかけられております。

天の父さま
どんな不幸を吸っても
吐く息は感謝でありますように
すべては恵みの呼吸ですから

学生でいるあいだは不幸の息をあまり吸わせないように、先生たちが配慮をいたします。しかしながら、卒業をして、その正面玄関を背にして出ていけば、その先にある職場、結婚生活、社会には、往々にして思いもかけないような不幸がたくさん漂っている空気が待ち構えています。生きていくためには、その空気を吸わなければなりません。思わぬ不幸を吸い込んでしまったとしても、それをそのままで、吐き出す人になってほしくない。さらに増幅して、大きな不幸にしてほかの人に吐きかけるような人になってほしくない。それを感謝に変えて吐き出すことのできる人、それがある意味で本当に強い人であり、本当に優しい人だと思います。ほかの人が吸う空気を汚さない、その強さと、ほかの人を思いやる優しさを学生たちに身につけてほしいと願っています。

しかしながら、それは決してやさしいことではありません。私たちが生きていくうえで、この不幸の息をどうしても吸い込んでしまうとしたら、人のせいにしないで、むしろその不幸を自分の中で感謝に変えていく。そしてそれは、真珠がつくられていくのと同じプロセスだと私は思うのです。

私は修道院に入る前、とても宝石が好きで、自分の身の回りにたくさん置いておりました。母が大切にしていた真珠の帯どめを指輪につくり変え、お気に入りにしてよくはめておりましたけれども、それも修道院に入るときに置いてまいりました。

真珠貝というものは、自分にとってあまり望ましくない異物が入ってきたときに、それをいやがって吐き出してしまわないで、その異物の刺激により分泌される液で、異物そのものを軟らかく、そして固く包んでいきます。それを繰り返し大きくなったものが、真珠になるのです。同じように、私も自分の生活の中に入り込んでくる異物、不幸を受けとめて、私しかつくれない真珠を自分の一生涯をかけてつくっていきたいと思っています。

苦しいこと、いやなこと、私たちにとってマイナスの価値しか持たないもの、それは必ずしも悪いものではありません。それがなかったら真珠がつくれないのです。それがなかったら感謝の息が吐き出せないのです。そう思うときに、もしかすると、私たちの生活の中にいやなもの、苦しいこと、そういうものがあっても、それを受けとめて自分なりに、自分しかつくれない真珠に変えていける、そのことを、ありがたいと思って生きなければいけないのかもしれないと思います。

毎日の忙しい生活の中で、私たちが木を切る手を休めて斧を見つめるということは、ふだん気づかない、しかしながら身の回りにたくさん転がっているありがたいものをありがたいと気づくゆとりを持つ、ということかもしれないと思います。

「死を待つ人の家」

見捨てられている人間を大切にされた一人の方が、マザー・テレサとして知られております。私と同じカトリックの修道者で、一九七九年のノーベル平和賞をはじめ、数々の賞を受賞されました。

インドの貧しい人々の中でも、最も貧しい人たちに仕えるための修道会、「神の愛の宣教者会」と呼ばれる修道会を設立して、みなしごたちを拾って育てたり、ハンセン病の人たちに手当てをしておやりになりました。この方のいちばん顕著なお仕事は、道端で死にかけている人を、「死を待つ人の家」と呼ばれるところに連れ帰って、最期のときを安らかに迎えさせるというものです。

過去三回、日本においでになり、一九八四年には岡山にもお立ち寄りになりましたが、その折に、私も通訳をさせていただき、おそばにおりました。ある人が、マザー・テレサに向かって、

「あなたは大変すばらしいお仕事をしていらっしゃるけれども、あなた方の限りある人手や医薬品を、連れて帰って生き永らえる見込みのある人たちに、なぜお与えにならないのですか。生きる見込みのある、まだ力の残っている人に与えたらどうですか」

と尋ねたことがあります。そのときにマザーは、

「いいえ、私はむだだと思いません。なぜならば、人間にとって生きるということも大切ですけれども、死ぬこと、しかも、よく死ぬことはいちばん大切なことだからです」

と、お答えになりました。

つまり、道端で死にかけている人、マザー・テレサたちの手によって「死を待つ人の家」に連れてきてもらった人たちは、まず望まれないで生まれてきた人たちです。生まれてからというもの、幼少時、少年少女時代を常に人々から、「あっちへ行け、汚い、臭い、邪魔者だ」と言われ、自分の生きる意味、自分の存在というものに、たえず否定的な言葉を浴びせかけられて生きてきた人たちです。

だれからも必要とされず、道端で死にかけているところをマザーたちの手で拾われて、「死を待つ人の家」に連れてきてもらい、生まれて初めて、優しく人間らしく扱ってもらうことができた人たち。ぼうぼうの髪をくしけずってもらい、ウジのわいた体を清めてもらい、名前と宗教を尋ねてもらい、生まれてからもらったことのない薬を飲ませてもらい、優しい手で看病してもらって死んでいきます。数時間後、数十時間後、人によっては数日後、死んでいくときに、その人たちが、ほとんど例外なく「サンキュー」と言って死んでいくのだそうです。

つまり、もしその医療を授けてもらわなかったら、もしその手当てを受けなかったら、人をのろい、世をのろい、神仏をのろって死んでいくにちがいなかった人たちが、この世の中に感謝して「サンキュー」と言って死んでいく。そして、その情景をマザー・テレサが、

〝It is so beautiful（それは本当に美しい）〟

という言葉で表わしてくださいました。マザーは、自分たちの手の中で、それこそ異臭を放ち、骨と皮に衰えて、なかには老いさらばえた人たちが「サンキュー」と言って死んでいく姿を、「人間として何と美しい姿だろう」という言葉で表わされたのです。

一人の日本人のお医者さまが、インドのマザーのところに、ボランティアとしておいでになり、戻ってからテレビでお話をしていらっしゃいました。

「マザー・テレサのところには、見るべき医療はなかったけれども、真の看護がありました」

とおっしゃったのです。

日本でならば、ちょっとした診療所でも必ず備えているような医療器具が十分に備わっていない。そして医薬品も十分にない。人工延命装置など考えられもしない。見るべき医療は全然ないのです。しかしながら、ただの脱脂綿に水を含ませて、これから死のうとする人の乾いた唇を優しく湿らせている看護人の優しいまなざしと、優しい手があったというのです。

私はそのテレビを見ておりまして、私どもの大学はたしかに見るべき建物はあるけれども、そこで真の教育が行なわれているだろうかということを反省させられました。

キュアよりもケアを、もう死ぬに決まっている人たちをいかにして安らかに、という言葉が言われているように、このマザー・テレサのところで行なわれているお仕事は、ある意味でホスピスの仕事のはしりだと言ってよいかもしれません。いかにして、人が安らかに、よい死を遂げることができるか。そのことをマザー・テレサの「死を待つ人の家」で、この優しい手と優しい目で看護人の人たちが行なっているのです。

マザー・テレサは、一九九七年九月五日に、インドのカルカッタ（現コルカタ）で八十七歳の生涯を閉じられました。

きれいの忘れもの

私たちの住んでいる日本は、きれいな物にあふれています。病院は清潔で、病室のシーツは真っ白で、すべての物が消毒されていることでしょう。町にはきれいな建物が並んでいて、人々はきれいな洋服を着ています。いわゆるきれいな物にあふれています。けれども、美しいものに欠けていると思うのです。

看護の「看」という字は手と目と書きますが、「手」と「目」で護ってあげることです。その「護る」ということは、いままでつらい一生を送ってきた人たちが、これから安らかに神さま、仏さまのもとに旅立って行く、その最期を護ってあげる、看護のいちばんの原点となるものです。たしかに、医療というものは、人を生かすためにあると思います。医者というものの使命は、一分でも一秒でも人を永らえさせることにあることも事実だと思います。

いま、病院にはさまざまな機器が導入されて、そのこと自体はとてもよいことだと思うのです。それらが医師や看護師の方たち、または保健師の方、助産師の方、それぞれのお仕事を助け、合理化し、能率化するという意味ではすばらしいことだと思います。けれども、その陰で私たちが、機械が持つことのできない、人の心を失ってしまっているとしたならば、それは「見るべき医療」の陰に、真の看護が失われていると言われても仕方がないと思います。

老人とか妊産婦のための、シルバーシートまたは優先席と呼ばれるものが、電車やバスに設けられています。そのことは日本の福祉というものが、それだけ優れているということの証かもしれません。道を歩けば目の悪い方のために凹凸のついた点字ブロックが設置されていて、横断歩道にメロディが鳴っています。開発途上の国ではないことです。

しかしながら、シルバーシートの数が増えるということは、結局、その陰でお歳を召した方に席を譲るという心が減っていることになりはしないだろうか。目の悪い方の手を引いて差し上げる、その優しさを人々が失っている一つの証ではないだろうか。私たちは大切なものを失って、それをお金に変えてしまっていないだろうか、忙しいという大義名分のもとに忘れてはならないものを忘れていないだろうか、と考えさせられるのです。

いま、取り戻さないといけないのは、この人間一人ひとりを〝ごたいせつに〟と考える愛ということであり、そして、その愛を自分の心の中に育て、深めていくことではないかと思います。

第4章 ◈ 美しい斧であるために

人生の中で、何が変えられて、何が変えられないかを
見定めることが大切です。
そして、変えられるものは勇気を持って変えましょう。

「きれい」と「美しい」

日本の昔からのことわざに、「鬼も十八、番茶も出花」というのがあります。鬼でも若ければきれいだし、番茶のようなあまり上等でないお茶でも出花はおいしいものだという意味です。さて悲しいかな、みんなそのうちただの鬼になり、出がらしになるときはくるのです。その出がらし族がいかにして、これから先を生きていくかと言いますと、やはり、「きれい」から、「美しい」に転換していく必要があるのではないでしょうか。毎日いちばん若い日だと思って生きていながらも、現実はたいへん厳しいのです。

『泥かぶら』という、劇作家であり演出家の故真山美保さんの舞台劇をご存知でしょうか。このお話は、一人の非常に醜い女の子を主人公にしております。(以下は、真山美保作の舞台劇『泥かぶら』(一九五二年発表) のあらすじと作品中の会話を、筆者が要約したものです。)

あまりに醜いので泥んこのかぶら、泥かぶらと言って人々からあざけられ、いじめられる女の子がおりました。そして、いじめられればいじめられるほど、泥かぶらは腹を立てて、ますます醜くなっていきます。

ある日のこと、その日も村の悪童たちから悪口を言われ、泥かぶらは怒って竹の棒を振り回していますと、一人の旅のおじいさんが通りかかり、

「お前がそんなに悔しいのなら、そしてきれいになりたいのなら、これから、おじいさんが言う三つのことを、来る日も来る日も守ってごらん。お前はきっと美しくなる」

と言いおいて、歩き去りました。

その三つのことというのが、一つはいつもにっこり笑うこと、二つは人の身になって思うこと、三つは自分の醜さを恥じないこと、でした。常にほほえみを忘れず、自分の都合ばっかり考えないで、人を思いやる。そして三つめの教えは、泥かぶらにとっていちばん難しかったと思うのですが、自分の醜さを恥じないこととは、劣等感をなくすことと言ってもよいかもしれません。

泥かぶらは、それを守ります。ところがやってみますと、なかなか難しいの

です。それでも、悪口を言われ、竹の棒を振り回しそうになる自分を抑えて、にっこり笑います。村人たちはけげんな顔をしているのですが、やがて、泥かぶらをあまりからかわなくなります。身勝手だなと思う村の子どもたちに対しても、泥かぶらは相手の身になって考えてみる。それを続けておりますうちに、村の子どもたちから慕われるようになります。そうして、自分がどんな顔をしていようと、「私は私」という気持ちでおりますと、そのうちに村の子どもたちもバカにしないようになります。

村人たちの変化を感じ、泥かぶらは村の中を流れている澄んだ小川に行って、自分の顔を写してみるのです。ところが、顔は以前と同じ、ちっとも変わっていないのです。泥かぶらはガッカリして、肩を落とし帰っていきます。

ある日、その村に一人の人買いがやってきて、こずえという名前の女の子を借金の代わりに連れていこうとします。この子は、両親とともに、泥かぶらをいちばんいじめたのです。こずえの両親は、娘に泣いて詫びています。その姿を見て、泥かぶらが、

「おじさん、おばさん、私には両親がいないから、こずえちゃんの代わりに私が買われて行く」
と言います。人買いにしたら、あんまり得でないお仕事になってしまったわけなのですけれども、泥かぶらが身代りに、人買いに買われていきます。

道すがら、泥かぶらは、にこにこしながら人買いに向かって、どんなに村の生活がたのしかったか、村人たちが親切で、子どもたちがかわいいかを話して聞かせるのです。それを聞き、泥かぶらの姿を見ていて、人買いの冷たい心がいつしか温められ、ある日、一通の書き置きを残して去って行きます。そこにあったのは、「ありがとう、仏のように美しい子よ」という言葉だったのです。

それを読んで、旅のおじいさんに授けられた三つの教えを守ることで、泥かぶらは初めて、自分がいつのまにか美しい女性になっていたことに気づきます。

きれいというものは、ある程度お金で買えるものだと思うのです。たとえば化粧をしたり整形手術を受けることによって、いままでの顔と少し、あるいはまったく違う顔にすることもできます。または馬子にも衣裳という、ちょっと失礼な言葉ですけれども、身につけているものによって、その人は立派に見えるものです。

つまり、きれいさは、見た目を工夫することで、自分のものにすることができますけれども、それは美しさではないのです。美しさは内面から出てくる、その人の生き方や考え方によるものだからです。

旅のおじいさんの三つの教えは、人を内から美しくする化粧品のようなものです。私たちも身につけていくことが大切なのではないかと思います。

ほほえみの化粧品

「いつもにっこり笑うこと」というのは、面白おかしいことでおなかを抱えて笑うとかではございません。その人の顔に浮かぶほほえみのことです。学生たちに、ほほえみを大切にしましょうねと申しますと、

「シスター、そんなにほほえんでいると、そのうちに小じわが増えますよ」

と言って、教えてくれます。

この間、ある方が、しわにも二種類あって、横じわが増えているのはよいことで、縦じわは悪い、と教えてくださいました。ほほえみは多分、横じわをつくるので、こう言われるのだと思います。ほほえむということは、弱い立場に置かれている人、なかには生きていても仕方がないという気持ちを抱いている人、他人の迷惑になっていると負い目を感じている人、そういう人たちに接する方たちにとっては救いになるものであり、本当に大切なものだと思います。

そんなにいつもよいことばかりではないのに、どうしてほほえむことができるのですかと、学生からも尋ねられます。私自身も管理職を五十年ほどしておりまして、本当に難しいことがたくさんあります。人間関係にしても、思いがけない出来事にしても、または大学を経営していくことにしても、いまどき人の上に立つということは、たいへん風当たりの強いことが多く、気が重くなることがたくさんあります。だからこそ、ほほえみの化粧品を毎日自分につけて生きていく、そのことが大切なのです。

ある男子学生の死

一人の非常に前途有望な男子学生で、将来を嘱望されていた人が、二十歳で自殺をいたしました。彼の友だちたちはたいへん悲しがり、尊敬する六十代後半の先生のところに話を聞いてもらいに行きました。多分、一緒に悲しんでくれると思って行ったのでしょうけれど、案に相違して、先生はたいへんお憤りでした。

その学生は遺書に「人生がわからなくなった。そして、ものごとが僕の思うとおりにいかない」と書き残していたのです。死者に鞭打つのではなく、彼の死に動揺する若者たちにおっしゃったのだと思いますが、先生はこのようにおっしゃったそうです。

「たかが二十歳で、人生がわかるはずがない。自分はやがて七十歳になろうとしているのに、まだ人生などわからない。人生は人が生きると書くものだ。人は生きながら、人生というものを少しずつわかっていくものなのに、たかが二十歳で人生がわからないなどとは、思い上がりもはなはだしい」

そしてさらに、

「この世の中が思うままにならないので自殺をする、というのもとんでもない話で、そんなことを考えるのは大間違いだ。思うままになったならば、人間はたいへんなことになるということに気づいていない。なぜならば、人間の中にはいい思いもあるけれども、悪い、よこしまな思いがたくさんあるからだ」

あの人が死んでくれたらとか、ケガしてくれたら、いなくなったら、失敗してくれたらとか、いろんなことを私たちは考えます。その反対もありうること、つまり、相手が私に対して、そういう思いをいだくこともあるということです。その気持ちがそのまま、思うままになったとしたならば、私たちは安心して、おちおちと生きていられないはずなのです。

そういうことを考えますと、私たちの生きているこの世の中が、人間の思うままにならないということは、ありがたいことなのです。安心して生きていくために必要なことなのです。思うままにならないがゆえに謙虚になることができる。そして人間よりも大きなものに手を合わせるという、その心をいただくことができるのではないでしょうか。

たしかに私たちの気持ちの中には、きょう、現実が思うままになったら、どんなによいだろうと思うことが一つや二つはあるはずです。しかしながら、しょせん、この世は人間の世で、人は私の思うままにはなりません。それは同時に、私も人の思うままにはされないということであって、そのことをしっかりと見据えることが大切なことだと思います。

自分の生活の中にいやなことが起きているときに、それをありがたいと見ることができるようになると、それは、愛が深まるということです。苦しみがあったがゆえに見えてくることがあります。病気をした卒業生が、それまですべてあたりまえと思っていたことが輝いて見えるようになった。苦しみがなかったときには見えなかったものが、苦しみがあったがゆえに見えてきたように。

人生の穴

「人生には穴があくことがあるんですよ」と、授業で学生たちに、話したことがあります。

人生というステージに穴があくと、そこから隙間風が吹いてきて寒くなる。穴があるから歩くときには不自由になる。そこで私たちが第一に考えるのは、いやだなあということ。次に考えるのは、何とかしてその穴をふさごうとする。または穴があることを無視しようとする。ところが、とかく忘れがちなのは、穴があいたがゆえに、それまでは見えなかったものを、その穴から見ることです。

深い井戸の底に水がたまっていると、白昼でも、星影がそこに映る。この事実を忘れないようにしましょうね、という話をしたことがあるのです。

それから夏休みを経て、二学期が始まりました。四年生の学生が私のところにまいりまして、

「先生、私はこの夏休みに人生の穴を経験しました。婦人科の手術を受けたの

です。手術の結果、私はもしかしたら子どもが生めない体になったかもしれないと、お医者さまがおっしゃいました。私には、結婚を前提として二年来つきあっているボーイフレンドがいますが、彼は人一倍、子どもが好きなのです。だから、まず、手術を受けること自体を悩み、受けてからも悩みとおして、とうとうある日、彼に、私はこういう体になりましたと打ち明けたのです。

そしたら、そのボーイフレンドが、私の顔をじっと見て、『僕は赤ちゃんが生める君と結婚をするのではなくて、君と結婚をするんだよ』と言ってくれました。私の人生に穴があかなかったら、この言葉を聞かなかったと思います」と言って、涙を流しておりました。

これは、その学生なりに自分の人生の穴というものをしっかりと受けとめて、穴があいたがゆえに見てくれた一つの例です。私たちもとかく、穴があいてしまうと取り乱しますけれども、苦しみというものは通り過ぎてみると、案外、その苦しみがあってよかったというものになることがあります。

八木重吉という詩人の詩です。

苦しみの最中にいると
苦しみはもうなくなって
ただ生きるということだけだった

本当にそうだと思います。苦しみの最中にいると、苦しみにも価値があるとか、マイナスの価値をありがたいと思おうとか、もうそんなことは考えられないのです。苦しみはなくなってしまって、とにかく、きょう一日を何とかして生きよう、あした生きられるかどうかわからないけれども、きょう一日をとにかく生きてみようという、ただ生きるということだけ。私も数々の病を得、その苦しみを通りましたけれども、いまその苦しみがあったから、きょうの私があると思えるようになりました。

苦歴

私は、人生というのは一つの履歴書だと思っているのです。仕事を得るのに、学歴、職歴、または趣味とか資格とか、そういうものを書き込み、履歴書を作成いたします。しかしこの人生という履歴書には、もう一つ、苦しみの歴史〝苦歴〟という欄があるのです。

一生の終わりに、私たち一人ひとりの履歴書を受け取ってくださる方は、学歴よりも職歴よりも、まず苦歴と呼ばれるところに目を通してくださって、「よく生きてきましたね」と言ってくださると思うのです。昭和何年の何月から昭和何年の何月まで、私にはこういう苦しみがありました。または、お人によっては、ご自分が生まれたときから死に至るまで、自分はこういう苦しみを背負って生きてきた、そのことが人生の履歴書に書かれています。そして、人には見えないかもしれないけれども、それを見てくださる方が必ずいらっしゃるのです。

そのことを頼りにして、私たちは苦しみに対してもほほえみをもって生きていくことができるのでないでしょうか。それはとってつけたようなほほえみではなくて、本当に心の底から、ああ、この苦しみはありがたい、これがあるから私は成長できるのだ、いまは苦しいけれども、いつか、これがあってよかったと思えるときがくるに違いない、これがなければ、私の苦歴の欄は一つ貧しいのだ、そう思うときに、私たちは苦しみも感謝で受けとめることができるのかもしれません。

見分ける

私は、ほほえみというものを育てるためには、すごく現実的になることが大切だと思っているのです。まず、この世の中は思うままになる、と思うのが間違いだということ。そして、人生には穴があくということ。そのときには、あいた穴から見てやろうと、現実的な考えを持つこと。そしてさらに、この世の中には変えられるものと、変えられないものがあるということに気づくことです。

アメリカの神学者（ラインホルド・ニーバー）の祈りの言葉です。

主よ、
変えられないものを受け入れる心の静けさと、
変えられるものを変える勇気と、
その両者を見分ける英知をわれに与えたまえ

私もみなさま方に、この祈りをお贈りしたいと思います。

ご自分の生活の中で、変えられないものを心静かに受けとめてください。変えられるものは勇気を持ってお変えください。そして、何が変えられるもので、何が変えられないものかを見分ける英知を祈り求めてください。これが幸せになるために、そしてほほえみを忘れないために必要なことだからです。

病気であるということが変えられないとしたら、心静かに受け入れないといけない。しかし、お薬を飲めばよくなるのだとしたら、それがどれほど苦くても、つらくても、それを飲む勇気を持たないといけない。たとえば障がいのある子をお生みになったとしたら、それは変えられません。心静かに受け入れないといけない。ただ、その子どもを自分がどのように育てるかは、自分にかかっているのです。どこまでが変えられることで、どこからが変えられないことかを見定めるのです。

たとえば、雨は人間の力でとめることはできません。しかしながら、きょうは雨が降っているから、せめて心は晴れるように、いつもより明るい色の洋服を着ていこう、ということはできることなのです。雨が降っているということにこだわって、いつまでも不機嫌な、ぐずぐずした気持ちで生きていても、一日は過ぎていきます。

何が変えられて、何が変えられないかを見極めていく、とはそういうことです。感情的にならないで、「これはこれでしようがない。そうだとしたら、そのまま受け取ろう。これはこうすればよくなる。そうだとしたら変えてみよう」と。

ほほえみは、ある意味でユーモアを必要とするものであり、ユーモアの底には必ず、きわめて現実的な、ものを見据える目というものがあります。

思いやりの化粧品

二番目の化粧品は、「思いやり」です。これが現今、非常に少なくなっております。つまり、利己主義的な、自分のことしか考えない人が増えてきているのです。

世代によって、考え方も違ってきますから、お若い方には「化石」のように思われる世代から見ると、お若い方たちというのは、まことに気がきかない。お若い方から見ると、「化石」世代というのは、言うこともはっきり言わないで、気をきかせろと言う。そういうことになるのです。

たしかに私も、二十歳前後の学生たちをお預かりしていて思いますのに、いまの子どもたちは家庭教育で、いわゆる気配りのようなものを習ってきておりません。だから、ちょっと気をきかせて窓を開けてくれたらよいのにと思うのに、開けてくれない。ところが相手にしてみれば、窓を開けてほしかったら、そう言えばよいのに、ということなのです。いずれにしても、お互い大切にしないといけないのは、この思いやり、心を相手にやることではないでしょうか。自分がしてほしいと思うことは、他人にもしてさし上げるという気配りだと思います。

聖書の中で、キリストが弟子たちから「愛というのは、短く言うと何ですか」と聞かれたときに、それは「自分がしてほしいと思うことを人にすることだ」と答えておられます。あまり忙しすぎると、自分のことで精いっぱいで、ほかの人の気持ちとか、ほかの人が何を必要としているか、そういうものがわからなくなってしまう。つまり、思いやりが欠けてしまうのです。

オウムの返事

ある方が私に、「の」の字の哲学というのを教えてくださいました。

たとえば、夫が会社から帰ってきて「ああ疲れた」と言う。すると妻が「なに言っているの、私だって疲れているわよ」と言ってしまう。イライラしていると、そんなこともありがちです。ところがそれを、「ああ、疲れたの」と受けとめるのが大切だということです。そうすると、夫の気持ちがスーッと和らぐというのです。

「の」というのは、オウムの返事とおっしゃる方もあるのですけれども、相手が「暑かった」と言ったら、「夏だから暑いのは当たり前でしょう」と言わないで、「暑かったの」とまず受けとめてあげる。「疲れた」「暑い」という相手の気持ちをまずそのまんま受けとめてあげるのです。

私も自分中心になりやすいときがあります。

「シスター、こんにちは」と、学生が私の部屋に来るのですが、それに対して「いらっしゃい」と返すのではなく、「何の用？」と言ってしまうことがあります。そうするとその学生は、「いや、別にたいしたことではないんです。お忙しいようですから、また来ます」と帰ろうとします。とくに忙しいとき、会議が始まるまであと五分しかないようなときに、学生が入ってきたりすると、

「何の用?」と言ってしまうことがあるのです。

私たちは忙しいと、相手の人への思いやり、相手をスッポリつつんであげるような優しさをとかく忘れてしまうことがあるのではないでしょうか。エレベーターに乗って四秒を待つことができれば、もうちょっと優しく相手を受け入れることができるのだと、私自身の経験から思います。

無財《むざい》の七施《しちせ》

仏さまのみ教えのなかに無財の七施というのがあって、財産のない人でも七つの施しができるのだと教えてくださっています。

七施とは、目の施し、顔の施し、言葉の施し、身体を使っての施し、感謝の心の施し、席を譲る施し、そして最後に一宿一飯を分かち合う施し、です。

第一番目が、目の施し(眼施《げんせ》)。優しい目で、優しいまなざしで相手を見つめてあげる。にらみつけるように、または、いかにも自分は忙しいんだぞ、というようなことをありありと見せるような、そんなまなざしではないのです。

二番目が、顔の施し（和顔悦色施《わげんえつじきせ》）。優しい顔つきで相手の人に接する。忙しいときや、ものごとが思うようにいっていないときには、それが顔に出て、人は恐い顔をするものです。あるとき職員の人が、「きょうは学長の目がつりあがっている」と言ってくれたことがあります。鏡を見て、よい顔をしているなあ、と思うときと、なんていやな顔をしているんだろう、と思うときがあります。優しい顔つきというものは、人の心をなごませるものです。

三番目が、言葉の施しで、言辞施《げんじせ》。同じ言葉をかけるのだったら、毒やトゲのある言葉でなくて、優しい言葉や相手の人をいたわる言葉をかける。ほめるべきときには、素直なほめ言葉をかけるのです。

四番目は、身体の施し、身施《しんせ》と申します。これは、人の手助けをすることです。たくさんの荷物を持っていらっしゃる方がいたら、それをちょっと持ってさし上げる。転んで困っていらっしゃる方を助け起こしてさし上げる。自分の身体で、何かできることをさせていただく、その施しです。

五番目は、感謝すること、心施《しんせ》と申します。だれでも「ありがとう」、と言われるとうれしいものです。自分が言われてうれしかったら、相手の人にもありがとうという言葉を気安くかける。小さなことでも、さりげなくありがとうと言いたいものです。ドアを開けてくださった、コーヒーを自分の前に置いてくださったら、「ありがとうございます」のひと言です。そのサービスの対価を得ている方たちだからといって、「こちらがお金を出しているのだから、あたりまえだ」と考えるよりも、やはり「ありがとうございました」と言うほうが、お互い同士がうれしくなります。それが感謝の施しです。

六番目は、席を譲る施しです（床座施《しょうざせ》）。必ずしもお歳を召した方に席を譲るということだけでなくて、居心地をよくしてさし上げる。私たちはいじわるになろうと思うと、けっこういじわるになれるのです。人の居心地をすごく悪くしてやることもできます。相手を針のむしろに座らせるようなことが、できてしまうのです。そうではなくて、居心地をよくしてさし上げることで、自分はここにいてもいいんだなと感じていただく。そういう気づかいをすることが、この施しだと思います。

　そして七番目は、房舎施《ぼうしゃせ》と申しますが、一宿一飯を分け与えることです。これは自分が持っているものを、持っていない人に分けてさし上げること。自分のご飯を半分にしてでも、おなかをすかしている人に分けてさし上げることです。

　無財の七施とは、お金がなくてもできることです。それほど時間に余裕のない方でも、ほほえむのに時間はかかりません。人間の中には、必ずそういう優しさがあるものです。

醜さを恥じない化粧品

　三番目の化粧品は、「自分の醜さを恥じないこと」です。

不作法や行儀の悪い行動など、醜いことを平気でして、それを恥じないということではありません。ここで言いますのは、劣等感から自由になるということ、自分を愛することができるようになるということです。

　自分を愛するということは利己主義によく似ておりますけれども、利己主義とは似て非なるものです。利己主義というのは、自分が輝いていないと愛せない人がとる態度です。ほれぼれとした自分、ほかの人よりもよい立場で、ほかの人よりもよい仕事で、ほかの人がうらやむような生活、それを何とかして自分のものにしようとする。なぜならば、そういうピカピカ輝く自分、ほれぼれとする自分でないと、自分が愛せないからなのです。だからなりふり構わずやっきになって、自分を飾るものを手に入れようとするのです。

ところが、本当に自分を愛しているというのは、何をしていても、みじめさを感じないでいられる人です。人がいやがるような仕事であっても、ほかの人にはよいところを譲って、自分は目立たない仕事を引き受ける。それは、自分というものに、しっかりとした自信を持っているからできるのです。どんな立場に置かれていても、私は私、人は人。そしてこの私という人間は、この世の中にたった一人なんだという、そういうプライドを持って生きている。自分をいとおしんで生きていくことができる人です。

利己主義の人は縁の下の力持ちができません。なぜならば、目立たない、人よりもつらい仕事をし、人の陰になる、そういう自分がみじめでしようがないからです。だから脚光を浴びるような、人に手柄話をするような、そういう自分にしか安定感が持てない人です。それに比べて、どんな自分でも見捨てることなくいとおしむことができる人は、自分を大切にすることができる人なのです。

離れられない自分

女ばかりの世界というのは、とくに難しいことが多いかもしれません。私も修道院という女ばかりの世界の中で、人間関係の難しさを感じるときがあります。それでも、それが学校であり職場である場合は、拘束時間が終われば、ご自分のお家にお帰りになれますけれども、私は修道者ですから、仕事が終わっても、朝から晩まで同じ人たちと生活をしています。その意味で、人間関係の難しさというものを、いやというほど味わっていると言ってもよいかもしれません。

人間関係のいちばんの基本は、他者と仲よくすることではなくて、自分自身と仲よくなっているかどうかということなのです。

だれも、いやな人と一緒にいたくないからです。いやな人とはできるだけ早く別れたい。気の合わない人と一緒に生活をしていらっしゃる方、またはお仕事をしていらっしゃる方は、時計を見ながら、あと十分、もうあと五分、もうあと一分の我慢。そして、さようならということができますね。嫌いな人とは、できるだけ一緒にいる時間を少なくしようと思うものです。お食事を召し上がるときにも、たいてい好きな方とご一緒に召し上がると思います。わざわざ嫌いな人と召し上がる方は、よほど自虐趣味の発達した方だと思うのです。同じお金を使うのだったら、好きな人と旅行をいたします。

ところが、どこへ行ってもついてくるのが自分です。二十四時間自分につきまとっているその「自分」がお嫌いな方が、不機嫌な顔をしていらっしゃるのはあたりまえだと思います。いやな人といつも一緒にいらっしゃるのですから。その反対に、自分と平和協定を結びまして、自分と仲よくしていらっしゃる方は笑顔も多いと思います。好きな人と、いつも一緒にいらっしゃるからです。

ご大切

私たち一人ひとりは、かけがえのない大切な存在なのです。いまから四百数十年前に、キリスト教が初めて日本に伝来しましたときに、宣教師の方たちが、ポルトガル語やスペイン語の愛にあたる言葉を、日本語の、「ご大切」という言葉で表わしました。これは本当に美しい言葉だと思います。

私はあなたを愛していますということは、私にとってあなたはご大切な存在ですということになります。そして一番身近な存在である自分自身が、自分にとって一番ご大切な存在なのですから、自分を粗末にしたり、自分をぞんざいに扱ってはいけないわけです。つまり、劣等感の塊になってはいけないということです。

いまの子どもたちに本当に教えたいのは、このご大切ということです。すぐ自殺に走る子どもたち。自分をぞんざいに扱ってドラッグにはまったり、アル中になったり、セックスにふけったり、オートバイや車の無謀運転をして、人や自分を傷つけたりする子どもたちは、自分を非常に粗末に扱っております。

なぜそんなことになってしまうかと言うと、大人が粗末にしているからなのです。偏差値で切り捨てているのも、その一つ。家庭でもそうです。「あんたさえいなければ、私はこの家を出ることができる」などと、恐ろしいことをおっしゃるお母さまたちがいらっしゃいます。そういう言葉を投げられた子どもが、自分の価値を大切に思うことができるはずがありません。だから、私たちは子どもたちを大切に育てないといけないと思うのです。宝として育てないといけない。あまやかすことではなくて、ほかのだれとも比べることのできない価値を一人ひとりに見ながら、育てないといけないのです。

タンポポの花

他人と比べないということは、とても大事なことです。私たちが劣等感に陥るのも、しょせん、人と比べるからだと思います。社会という枠の中で暮らしていれば、競争はあるものです。競争相手がいるということはありがたいことで、負けまいとして、よい仕事ができるということもあります。ただ問題なのは、人と比べて自分が萎縮してしまうということ。そうではなくて、人と比べて自分は違うということを、認識することが大事だと思うのです。

「他人よりも優れようと思わなくていい。他人と違った人になれ」ということわざが、ユダヤにあるそうです。だれ一人として同じ人間はいません。たった一人しかない自分を、たった一度しかない人生を、本当に輝かして生きるということは、一輪の花として、ほかのだれもが咲かせることのできない花を、小さくてもよいから咲かせることなのです。

小さきは　小さく咲かん
小さくも
小さきままに　神を讃えて

という、その気概をもって生きることなのです。小さい花は小さい花なりに咲いたらいい、ということです。そして、私たちのほとんどは、あまり大輪の輝かしい花ではなくて、小さい花なのではないでしょうか。

「バラの人はバラを咲かせたらよい。私はタンポポ。だから私はタンポポを咲かせます。私はバラを咲かせることはできないけれども、バラもタンポポを咲かせられないじゃありませんか」という醒めた目を持つことです。たしかにバラは、華やかで高価な花かもしれない。華やかな席をより華やかに飾るかもしれない。タンポポは、値がついて店で売られることもなく、パーティーを彩ることはないかもしれませんけれども、やがてはバラもタンポポも枯れるのです。そして枯れるまで一生懸命咲くことが、花にとってのいちばん大切な使命なのです。

人見るもよし　人見ざるもよし
我は咲くなり

という武者小路実篤の言葉が私は好きです。そしてこの考え方は、人間関係でとても大事なことだと思います。人さまが見てほめてくださったら、ありがとうございますと素直に喜ぶ。人さまが目を向けないような片隅で、寂しく咲いている。それでもよい。

「私は咲きます」

なぜならば、花にとっていちばん大切なのは「咲く」ということだからです。

美しい人というのは、そういう人だと思います。人さまが見てくれないかな、ほめてくれないかなと、いつもものほしげにしている人は決して美しくありません。反対に、人見ざるがよしと、肩を張って、見てくれないほうがいいんですよというような、素直さの欠如も美しくはありません。

ときに手を休め斧を見る

外側のお化粧に憂き身をやつし、時間をかけ、お金を使っているかもしれない私たち。その私たちが心のお化粧を忘れ、心の肌を荒れさせていないかどうか。心の肌に縦じわをつけていないかどうか。心の肌に潤いがあるでしょうか。

山本有三の『真実一路』という小説があります。それは、むつ子という女の話です。

むつ子は不義の子をおなかに宿します。むつ子の父親の計らいで、義平という非常に誠実な男と結婚をいたしますが、やがて生まれた娘、しず子は、義平の子ではありません。二人は、しず子にその事実を知らせず、義平は本当の子どもであるかのように育てます。

やがて二人の間に義夫という息子も生まれるのですが、義夫にも、しず子の出生については本当のことを知らせないで生きています。むつ子は義平の誠実さに耐えかねて、生来奔放な女でしたから、夫と子どもたちを残して、また別の男と家出をし、その後、行き詰まって自殺をしてしまいます。

むつ子は自殺する前に遺書を残し、そこにはしず子に対して「女が母おやになるのはなんでもないことです。そんなことはどんな女にだってできることです。でも母おやであることはなかなかできることではありません。このことはよくよく思案してください」ということを書き残しております。

この言葉は私たちにもたくさんのことを教えてくれます。教師になることは、それほど難しくないけれども、来る日も来る日も真の教師であり続けることは必ずしもやさしいことではありません。だれも、それぞれの職業につくにあたっては、必ずしもやさしいプロセスではなかったかもしれません。しかしながら、いまその職業につき、そのお仕事をしていらっしゃるのであれば、それに対して、どんなお気持ちで取り組んでおられるのでしょう。「真の」教師と申しましたが、「真の」とは、何を指しているのか。

そのことが、木を切る合間に、私たちがときたま手を休めて、斧の姿というものに目をとめてみるということと無関係でないかもしれないのです。私が修道者になることは、母親の反対もあって必ずしもやさしいことではありませんでした。しかしながら、今日も修道者であり続けること。どのような場合にあっても、私が修道者らしく生きるということは、なるときよりも、もっともっと難しい、と毎日思っております。

私たちの忙しい生活、スピードをこの上なく大切にする時代、物があふれていて、幸せというものは物の多さに比例すると誤解させるような時代に、本当にそうなんだろうか、と……。忙しさの陰で、私たちは大きな忘れものをしていないだろうかと、少し立ち止まって考える。

エレベーターの扉が自然に閉まる四秒が、待てる自分になりたいと思います。心に相手を思いやる優しさと、仕事に愛を込めるゆとりを持ちたいと思います。そして、自分の周りにすでにあるたくさんのもの、それをあたりまえと取らないで、または自分の生活の中に送られてくるいろいろな悩みとか、苦しみ、それをいやなもの、不幸と受け取らないで、それら一つひとつを、輝くもの、ありがたいものと見ることによって、宝を自分の生活の中に増やしていきたい、自分の一生を真珠で飾っていきたい、と思います。

文献

ミヒャエル・エンデ著、大島かおり訳『モモ』岩波少年文庫、二〇〇五年
『万葉集（四）』岩波文庫、二〇一四年（巻一四所収）、一三八頁
山本有三著『路傍の石』新潮文庫（改版）、二〇〇三年
三浦綾子著『愛すること　信ずること』講談社文庫、二〇〇四年、七頁
河野進著『ぞうきん』幻冬舎、二〇一三年
山本有三著『真実一路』新潮文庫（改版）、一九九〇年

※　同一作品で複数の版がある場合は、現在入手しやすいものを一つ掲げた

渡辺和子　（わたなべかずこ）

1927年生まれ。1951年，聖心女子大学卒業。1954年，上智大学大学院修了。1956年，ナミュール・ノートルダム修道女会に入会。アメリカに派遣され，1962年，ボストンカレッジ大学院修了。哲学博士。1963年から1990年までノートルダム清心女子大学学長。現在，ノートルダム清心学園理事長。主な著書に，『面倒だから，しよう』（幻冬舎），『置かれた場所で咲きなさい』（幻冬舎），『スミレのように踏まれて香る』（朝日文庫），『幸せのありか』（PHP研究所），『美しい人に　新装版』（PHP研究所）他多数がある。

＊本書は，1989年に小社が刊行した『現代の忘れもの』に加筆修正を行い，新装版として刊行したものです。

現代《げんだい》の忘《わす》れもの　　Nature of Nursing

2015年 6月30日　第1版第1刷発行　〈検印省略〉
2015年12月25日　第1版第2刷発行

著　　者 ▪ 渡辺和子《わたなべかずこ》
発　　行 ▪ 株式会社 日本看護協会出版会
〒150-0001 東京都渋谷区神宮前5-8-2　日本看護協会ビル4階
〈注文・問合せ／書店窓口〉TEL/0436-23-3271　FAX/0436-23-3272
〈編集〉TEL/03-5319-7171
http://www.jnapc.co.jp
装　　丁 ▪ 臼井新太郎
装　　画 ▪ 藤田美菜子
印　　刷 ▪ 株式会社 フクイン

ISBN978-4-8180-1914-0